L'ART

DE

CONSERVER SA SANTÉ

COMPOSÉ

PAR L'ÉCOLE DE SALERNE,

TRADUIT EN VERS FRANÇAIS

PAR M. B. L. M.

NOUVELLE ÉDITION

AUGMENTÉE DE NOTES IMPORTANTES.

Il est plus aisé de prévenir les maladies
que de les guérir.

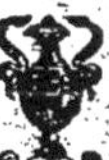

PARIS

CHEZ L'ÉDITEUR, RUE DE L'ÉPÉE, 3.

L'ART

DE CONSERVER SA SANTÉ.

L'ART

DE

CONSERVER SA SANTÉ

COMPOSÉ

PAR L'ÉCOLE DE SALERNE

TRADUIT EN VERS FRANÇAIS

Par M. B. L. M.

NOUVELLE ÉDITION

AUGMENTÉE DE NOTES IMPORTANTES.

Il est plus aisé de prévenir les maladies
que de les guérir.

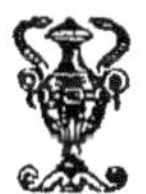

PARIS

CHEZ L'ÉDITEUR, RUE DE L'ÉPÉE, 3.

—

1848

PRÉFACE.

La réputation du petit Ouvrage intitulé *l'École de Salerne*, est si bien établie, qu'il serait inutile d'en recommander l'utilité. Il n'y a guère d'hommes, pour peu qu'ils aient une teinture des bonnes Lettres, qui n'en sachent quelques vers par cœur. Bien des gens les citent dans l'occasion comme des vérités généralement reconnues depuis longtemps.

Comme complément essentiel, nous y avons ajouté des notes puisées aux meilleures sources. Celles qui n'ont pu trouver place dans le texte ont été placées à la fin du volume, par ordre alphabétique. Dans cette nomenclature nous n'avons fait entrer que les *causes occasionnelles* des maladies : c'est-à-dire, celles que l'on peut éviter avec quelques précautions. Il eût été inutile de mentionner les causes constitutionnelles ou organiques qui ne peuvent être soumises qu'aux soins d'un médecin expérimenté.

L'ART
DE CONSERVER SA SANTÉ.

1.

PRÉCEPTES GÉNÉRAUX DE LA SANTÉ.

Anglorum regi scribit schola tota Salerni.
Si vis incolumem, si vis te reddere sanum,
Parce mero, cœnato parùm, non sit tibi vanum
Surgere post epulas ; somnum fuge meridianum ;
Ne mictum retine, ne comprime fortiter anum ;
Curas tolle graves, irasci crede profanum ;
Hæc benè si serves, tu longo tempore vives.

Au roi d'Angleterre salut,
Toute l'école de Salerne
En ce court écrit a pour but
De lui tracer comment il faut qu'il se gouverne,
S'il veut se garantir de toute infirmité
Et vivre en parfaite santé.
Buvez peu de vin pur ; le soir ne mangez guère ;
Faites de l'exercice après chaque repas.
Dormir sur le dîner, c'est l'usage ordinaire,
Toutefois ne le suivez pas.
Quand vous sentez que la nature

Veut vous débarrasser d'une matière impure,
Ecoutez ses conseils, secondez ses efforts ;
Loin de vous retenir, vite de cette ordure,
Le plus tôt qu'il se peut, délivrez votre corps.
Fuyez les soins fâcheux, par eux le sang s'altère ;
Comme un poison funeste évitez la colère.
En observant ces points, comptez que de vos jours
Un régime prudent prolongera le cours.

2.

MOYENS DE SE PASSER DE MÉDECIN.

Si tibi deficiant medici, medici tibi fiant
Hæc tria : mens hilaris, requies moderata, diæta.

—

S'il n'est nul médecin près de votre personne,
Qui dans l'occasion puisse être consulté,
  En voici trois que l'on vous donne :
Un fond de belle humeur, un repos limité,
  Et surtout la sobriété.

On attribue à l'illustre Boherave cette formule :
Tenez-vous les pieds chauds, la tête fraîche, le ventre libre,
et moquez-vous des médecins.

D'après l'expérience de tous les jours, on peut ajouter :
Evitez les refroidissements, vous éviterez un grand nombre
de maladies.

3.

DU CHOIX DE L'AIR.

Aer sit purus, sit lucidus et benè clarus ;
Infectus per se, nec olens fœtore cloacæ,
Alteriusque rei corpus nimis inficientis.

D'un air pur et serein connaissez l'avantage :
Il y faut, s'il se peut, choisir votre séjour.
D'un égout, d'un marais craignez le voisinage ;
Logez loin des vapeurs qui règnent à l'entour.

4.

NE PAS TROP BOIRE D'EAU DANS LE REPAS.

Potus aquæ sumptus comedenti incommoda præstat ;
  Hinc friget stomachus, crudus et indè cibus.

———

Dans vos repas ne buvez point d'eau claire,
  Il en provient trop d'incommodités ;
L'estomac refroidi malaisément digère,
Et ce qu'on mange alors laisse des crudités.

5.

UTILITÉ DE SE LAVER SOUVENT LES MAINS.

Lotio post mensam tibi confert munera bina :
Mundificat palmas et lumina reddit acuta.
  Si fore vis sanus, ablue sæpè manus.

———

En sortant de table, l'usage
  Veut que vous vous laviez les mains.
La netteté sied bien : les yeux rendus plus fins
Sont de cette pratique un second avantage.
Laver souvent les mains est une propreté
  Qui contribue à la santé.

6.

SUR LE CHOIX ET LES MARQUES DU BON VIN.

Vina probantur odore, sapore, nitore, colore;
Si bona vina cupis, quinque plaudentur in illis :
Fortia, formosa, et fragrantia, frigida, frisca.

—

Quant au vin, sur le choix, voici notre doctrine :
Buvez en peu, mais qu'il soit bon.
Le bon vin sert de médecine,
Le mauvais vin est un poison.
Point de vins frelatés, ils gâtent la poitrine;
Un vin frais, naturel, pétillant, gracieux,
Doit flatter le palais, l'odorat et les yeux.

7.

DES VINS DOUX ET BLANCS.

Corpora plùs augent tibi dulcia, candida vina.

—

Le vin bourru chatouille, on le boit avec joie ;
Il engraisse, il est nourrissant ;
Mais craignez qu'il n'opile ou la rate ou le foie
Par le trop long séjour qu'il y fait en passant.
D'un vin blanc, clair, fin, le mérite
Consiste en ce qu'il passe vite.

8.

DU VIN ROUGE.

Si vinum rubrum nimiùm quandòque bibatur,
Venter stipatur, vox limpida turbificatur.

—

Beaucoup plus lent en ses progrès,
Le vin rouge bu par excès,
Porte un suc astringent au ventre qu'il resserre ;
Il le rend dur comme une pierre ;
Et c'est de toutes les boissons
Celle qui d'une voix gâte plus tôt les sons.

9.

DES EFFETS ET DES MARQUES DES BONS VINS.

Gignit et humores melius vinum meliores.
Si fuerit nigrum, corpus reddit tibi pigrum ;
Vinum sit clarum, subtile, vetus, maturum,
Ac bene lymphatum, saliens, moderamine sumptum.

—

Toujours aux meilleurs vins donnez la préférence,
Ils produisent toujours les meilleures humeurs.
Méprisez un vin noir, épais, sans transparence :
Il envoie au cerveau de grossières vapeurs ;
Il charge l'estomac, cause des pesanteurs,
Et rend sujet à la paresse.
Choisissez, pour bien faire, un vin mûr, un vin vieux,

Un clairet pétillant , dont la délicatesse
Tienne en effet au goût ce qu'il promet aux yeux :
Tempérez-en par l'eau l'esprit trop furieux ;
Encore, en le buvant, consultez la sagesse.

10.

DU MOUT.

Provocat urinam mistum , citò solvit , et inflat.

—

Le moût où le nitre domine ,
Gonfle , purge et chasse l'urine.

11.

MAUVAIS EFFETS DU MOUT.

Impedit urinam mustum , solvit citò ventrem ;
Hepatis emphraxim (1) , splenis generat , lapidemque.

—

Il est un autre moût de nitre moins chargé :
Il gonfle l'estomac, fait aller à la selle ;
Ce moût par qui le ventre est assez bien purgé ,
Engorge foie et rate , et donne la gravelle.

12

DE LA SOUPE AU VIN.

Bis duo vipa (2) facit , mundat dentes , dat acutum

(1) Mot grec qui signifie *obstruction*.
(2) Mot formé de la première syllabe de *Vinum* et de celle de *Panis*,
pour dire *du pain trempé dans du vin*.

Visum , quod minùs est implens , minuens quod abundat ,
Ingeniumque acuit ; replet , minuit tamen offa.

—

Soupe au vin , autrement la soupe au perroquet ,
    A plus d'un merveilleux effet :
Elle embellit les dents , elle éclaircit la vue ;
    Dans les vaisseaux qu'elle refait ,
    Aisément elle s'insinue.
Les humeurs abondaient , elle les diminue ;
    Et vous forme un sang plus parfait.

DE LA SOUPE.

    Ne méprisez point le potage :
    Rien ne vous nourrit davantage ,
    Ni ne fournit des sucs meilleurs ,
Pour prévenir l'amas des mauvaises humeurs.

13.

REMÈDE POUR CEUX QUI ONT TROP BU DE VIN AU SOUPER.

Si nocturna tibi noceat potatio vini ,
Matutinâ horâ rebibas , et erit medicina.

—

    Si , pour avoir trop bu la veille ,
    Votre estomac est dérangé ,
Ayez dès le matin recours à la bouteille ,
    Vous serez bientôt soulagé ;
    Par ce remède bien purgé ,
    Aux maux de cœur , aux maux de tête ,

Vous donnerez un prompt congé,
En prenant du poil de la bête.

14.

DES CHOSES QUI CORRIGENT LA BOISSON.

Salvia cum rutâ faciunt tibi pocula tuta :
Adde rosæ florem, minuuntque potenter amorem.

———

La sauge et la rue ont le don
De rendre saine une boisson.
Si l'on y joint la fleur de rose,
Rien ne tempère mieux l'ardeur que l'amour cause.

15.

DU CHOIX DE LA BIÈRE.

Non acidum sapiat cerevisia ; si benè clara,
Ex granis benè cocta bonis, satis ac veterata,
De quâ potetur, stomachus non indè gravetur.

———

Pour avoir dans la bière un breuvage bien sain :
Qu'elle n'ait point d'aigreur, qu'elle soit claire et belle,
Bien cuite et faite d'un bon grain,
Ni trop vieille, ni trop nouvelle.

16.

EFFETS DE LA BIÈRE ET DU VINAIGRE.

Crassos humores nutrit cerevisia, vires
Præstat, et augmentat carnem, generatque cruorem,

Provocat urinam , ventrem quoque mollit et inflat.
Infrigidat modicùm, sed plùs dessicat acetum.

Infrigidat , macerat, melanch : dat , sperma minorat,
Siccos infestat nervos , et pinguia siccat.

—

Ce que la bière a de mauvais ,

C'est que par un suc trop épais

Elle nourrit l'humeur grossière ;

Car on sait d'ailleurs que la bière

Rend charnu , fortifié , et même elle fournit

Beaucoup plus de sang qu'on ne pense ,

Fait uriner en abondance ,

Enfle le ventre , et l'amollit,

Et modérément rafraîchit.

Du vinaigre le trop d'usage

Refroidit , dessèche , amaigrit ,

Et fait qu'un pauvre époux , dont le suc dépérit ,

Néglige la paix du ménage.

Le vinaigre corrompt , change un tempérament ,

Le rend atrabilaire , et produit un ravage

Qui des nerfs desséchés trouble le mouvement.

17.

DES ALIMENTS QUI SONT DE BONNE ET LÉGÈRE NOURRITURE.

Ova recentia , vina rubentia , pinguia jura ,
Cum similâ purâ , naturæ sunt valitura.

—

Choisissez une nourriture
Simple et conforme à la nature.

Mangez de bons œufs frais, n'en perdez point le lait ;
Prenez de forts bouillons, buvez du vin clairet.
Fine fleur de froment et mets de cette espèce
Vous feront arriver à l'extrême vieillesse.

18.

DES VIANDES QUI NOURRISSENT ET ENGRAISSENT.

Nutrit et impinguat triticum, lac, caseus infans,
Testiculi, porcina caro, cerebella, medulla,
Dulcia vina, cibus gustu jucundior, ova
Sorbilia, et ficus maturæ, uvæque recentes,

—

Vous manque-t-il de l'embonpoint?
En ce cas ne négligez point
L'usage du froment, le porc frais, la moelle,
Le fromage nouveau, les rognons, la cervelle,
Les vins doux, l'œuf mollet, les chairs d'un jus exquis ;
Figues mûres, raisins nouvellement cueillis,
Vous feront une graisse et saine et naturelle.

19.

DES VIANDES MÉLANCOLIQUES.

Persica, poma, pyra, lac, caseus, et caro salsa,
Et cervina caro, et leporina, caprina, bovina,
Atra hæc bile nocent, suntque infirmis nocitura.

—

Abstenez-vous du fruit, et laissez l'abricot,
La pêche, la pomme et la poire,

Le fromage, le lait, le salé qui fait boire,

　　Lièvre, cerf, bœuf, chèvre ; en un mot,

Tout ce qui peut en vous nourrir la bile noire.

20.

IL NE FAUT POINT CHARGER L'ESTOMAC.

Tu nunquàm comedas, stomachum nisi noveris aptè
Purgatum, vacuumque cibo quem sumpseris antè.
Ex desiderio id poteris cognoscere certo.
Hæc sint signa tibi subtilis in ore diætæ.

—

Pour manger, attendez que l'estomac soit vide.

S'il n'a point digéré votre dernier repas,

D'un surcroît de travail ne le fatiguez pas.

Bornez-vous au besoin ; n'ayez point d'autre guide.

Beaucoup de gens éprouvent de mauvaises digestions parce qu'ils mangent trop vite, et ne mâchent pas avec assez de soin leurs aliments.

21.

BONS ET MAUVAIS EFFETS DE LA FAIM ET DE LA SOIF.

Non bibe non sitiens, et non comedas saturatus.
Est sitis atque fames moderata bonum medicamen.
Si super excedunt, important sæpè gravamen.

—

Ne buvez point sans soif. Quand l'estomac est plein,

Attendez, pour manger, le retour de la faim.

Et la soif et la faim, dans un degré modique,

Sont, contre bien des maux, le meilleur spécifique.

Mais de ces deux besoins l'excès est dangereux ;
Il en peut provenir mille accidents fâcheux.

22.

AVANTAGES DE LA SOBRIÉTÉ.

Pone gulæ metas , ut sit tibî longior ætas ;
Ut medicus fatur , parcus de morte levatur.

———

Sur le manger et sur le boire
Réprimez l'appétit , usez-en prudemment.
L'homme sobre plus tard arrive au monument.
Un docte médecin l'a dit, on peut l'en croire

23.

DES ŒUFS.

Si sumes ovum , molle sit atque novum.
Singula post ova , pocula sume nova.

———

Si vous mangez un œuf, qu'il soit frais et mollet,
Et sur chaque œuf buvez un trait.

24.

DU FROMAGE ET DES NOIX.

Post pisces nux sit , post carnes caseus adsit.
Unica nux prodest , nocet altera , tertia mors est.

———

Qu'aux viandes pour dessert succède le fromage ;
Qu'au poisson succède la noix.

Une seule suffit ; deux sont trop ; l'homme sage
    Se garde bien d'en manger trois.

25.

IL FAUT RÉGLER SES REPAS SUIVANT LA SAISON DE L'ANNÉE OU L'ON EST.

Temporibus veris modicum prandere juberis.
Sed calor æstatis dapibus nocet immoderatis.
Autumni fructus caveas , ne sint tibi luctus.
De mensâ sume quantùm vis tempore brumæ.

—

Au retour des zéphirs , sobre en vos aliments ,
Ne vous empifrez point de trop de nourriture ;
    Et songez 'qu'alors la nature
Des plantes et du corps excite les ferments.
    Quiconque mange outre mesure
      Durant les chaleurs de l'été ,
      Est l'ennemi de sa santé.
    Ménagez-vous pendant l'automne ,
Et ne vous fiez point aux piéges de Pomone.
      L'hiver vous met en sûreté :
Suivez votre appétit en toute liberté.

26.

BOIRE EN MANGEANT , ET NE PAS BOIRE ENTRE LES REPAS.

Inter prendendum sit sæpè parùmque bibendum.
Ut minùs ægrotes , non inter fercula potes.

—

Voulez-vous qu'un dîner soit sain et profitable ;
Ne mangez point à sec, humectez en buvant,
    Mais à petits coups et souvent.
    Autant qu'il faut, buvez à table :
Mais pour vous bien porter, entre les deux repas,
    Sans grand besoin, ne buvez pas.

27.

DES QUALITÉS DU BON PAIN.

« Panis non calidus, nec sit nimis inveteratus,
» Non bis decoctus, non in sartagine frixus. »
Sed fermentatusque, oculatusque ac benè coctus.
Et salsus modicè, ex granis validis electus.
Non comedas crustam, choleram quia gignit adustam.
Purus sit, sanus : non talis sit tibi vanus.

—

    De votre table il faut exclure
Le pain sortant du four, et le pain qui moisit,
    Le biscuit sec, les pâtes en friture.
    En fait de pain, le sage le choisit
D'un bon grain, peu salé, bien pétri ; la levure
    Y doit toujours par la cuisson
    Produire des yeux à foisón.
Une croûte trop sèche engendre trop de bile.
Préférez-lui la mie, à broyer plus facile.
Que le pain soit bien cuit, léger, d'un bon levain.
    S'il n'est point tel, il n'est pas sain.

28.

DES DIVERSES MANIÈRES D'APPRÊTER LES VIANDES.

Lixa fovent, sed frixa nocent, assata coercent,
Acria purgant, cruda sed inflant, salsaque siccant.

—

Quant aux viandes, surtout retenez pour principe,
Que le bouilli tout simple aisément digéré,
    A tout ragoût doit être préféré.
La friture est malsaine, et le rôti constipe ;
L'âcre purge ; le cru fait enfler et grossit ;
    Le salé dessèche et maigrit.

29.

DE LA CHAIR DE PORC.

Est porcina caro sine vino pejor ovinâ ;
Si vinum tribuis, tunc est cibus et medicina.
Carnes porcinæ cum cæpis sunt medicinæ.

—

    La chair de porc n'est jamais bonne,
    Si le bon vin ne l'assaisonne.
    Sans vin, loin que ce porc soit bon,
    Il vaut bien moins que le mouton.
    Avec cette liqueur j'opine
    Pour qu'on en mange librement.
    Il purgera bénignement :
Ajoutez-y l'ognon, c'est une médecine.

30.

[DE LA CHAIR DE VEAU]

Sunt nutritivæ multùm carnes vitulinæ.

—

Chair de veau, soit dit en passant,
Est un manger fort nourrissant.
A cette condition, que l'animal ne soit pas trop jeune.

31.

DES INTESTINS DU COCHON.

Ilia porcorum bona sunt, mala sed reliquorum.

—

Des veaux on mange les tripailles ;
Le cochon est le seul, entre les animaux,
Dont on estime les entrailles
Assez pour les compter entre les bons morceaux.

32.

DU CŒUR, DE LA RATE ET DES ROGNONS.

Corda suillarum sunt auctio tristitiarum.
Splen quoque spleniticis est mansus sæpè salubris ;
Dissuadentur edi renes, nisi solius hædi.

—

Du porc le cœur attriste et cause bien des maux.
Et la rate, tout au contraire,
Contre les maux de rate est souvent salutaire.
Ne mangez de rognons que ceux des seuls chevreaux.

33.

DES OISEAU BONS A MANGER.

Sunt bona gallina , capo , turtur , sturna , columba ,
Quiscula cum merulâ , phasianus , et ortygometra ,
Frigellus, perdix, et otis, tremulusque amarellus.

———

Mangez la poule , le chapon ,

La tourterelle , le pigeon ,

La caille , le faisan , la tendre gelinotte ,

Le merle , la perdrix , le pluvier , le pinçon ,

Et la sarcelle qui barbotte.

34.

DU CANARD.

O fluvialis anas, quantâ dulcedine manas !
Si mihi cavissem , si ventri fræna dedissem
Febres quartanas non renovâsset anas.

———

Un canard de rivière avec soin apprêté ,

Flatte un goût délicat : j'ai fait l'expérience

Des maux qu'en le mangeant cause l'intempérance.

Il faut de la sobriété :

Je sais que quand on s'en écarte ,

Les horreurs de la fièvre quarte

Sont les tristes effets de cette volupté.

35.

DE L'OIE.

Auca sitit coüm mensis , campis Acheloüm.
Auca petit Bacchum mortua , viva lacum.

—

L'oie est un animal stupide ,
Qui doit être sans cesse en un séjour humide :
Il la faut abreuver , l'axiôme est certain :
Vive elle veut de l'eau , morte elle veut du vin.

36.

DES ENTRAILLES DE QUELQUES ANIMAUX.

Egeritur tardè cor , concoquitur quoque durè.
Sic quoque ventriculus. Tamen exteriora probantur.
Reddit lingua bonum nutrimentum medicinæ.
Concoctu est facilis pulmo , citò labitur ipse.
Est melius cerebrum gallinæ quàm reliquorum.

—

Du cœur il faut que je proscrive
La chair indigeste et massive ;
Le ventricule également
Se digère malaisément ;
La langue plus tendre et plus fine ,
De l'aveu de la Médecine ,
Est un assez bon aliment ;
Le poumon se digère et passe promptement.
Toute cervelle est nourrissante ;
Celle de poule est excellente.

37.

DU FOIE.

Cessat laus hepatis, nisi gallinæ vel anatis.

—

Du canard, du poulet le foie est délicat ;
Des autres on fait moins d'état.

38.

DES POISSONS EN GÉNÉRAL.

Si pisces molles sunt, magno corpore tolles.
Si pisces duri, parvi sunt plus valituri.

—

A l'égard des poissons, telle est notre doctrine :
Des poissons durs ou mous les choix sont différents.
Des mous, préférez les plus grands ;
Des durs les plus petits : la chair en est plus fine.

39.

DES POISSONS EN PARTICULIER.

Lucius et perca, saxaulis et albica, tinca,
Plagitia et gornus, cum carpâ, galbio, trutta,
Grata dabunt pisces hi præ reliquis alimenta.

—

La truite, le brochet, la carpe, le saumon ;
La tanche, le rouget, la perche, le goujon,
La sole, la merlue, la plie et la limande,
Avec une sauce friande,

Font moins regretter les jours gras ;
Chacun dans la saison fournit d'assez bons plats.

Les œufs du barbeau et du brochet passent pour vénéneux; ils causent parfois, et surtout au printemps, des vomissements et de violentes purgations. Les dents du brochet sont aussi fort dangereuses : pour éviter leur piqûre qui produit le panaris, il ne faut point vider ce poisson par la tête.

40.

DE L'ANGUILLE ET DU FROMAGE.

Vocibus anguillæ sunt parvæ, si comedantur.
Qui physicen non ignorant, hoc testificantur.
Caseus, anguillæ sunt pravæ, si comedantur,
　　Ni tu sæpè bibas, et rebibendo bibas.

—

L'anguille avec la voix ne sympathise pas.
Les plus grands médecins s'accordent sur ce cas.
　　Des anguilles et du fromage
　　Manger trop, cause du dommage;
　　Mais si vous en mangez, d'abord
Il faut les arroser et boire un rouge bord.

41.

DES SAVEURS ET DE LEURS QUALITÉS.

Hi fervore vigent tres : salsus, amarus, acutus.
Alget acetosus, sic stipans (1) ponticus, atque
Unctus et insipidus dulcis dant temperamentum.

—

De ce que produit la nature

(1). Austère, Astringent.

Pour remède ou pour nourriture.

On peut, par la simple saveur,

Reconnaître aisément le froid ou la chaleur.

Le salé, l'amer, l'âcre échauffent ; au contraire

Toute chose aigre rafraîchit :

L'âpre resserre et rétrécit.

L'insipide et le doux font un suc salutaire,

Qui purifie, humecte, et, d'un commun aveu,

Entre les deux excès tient un juste milieu.

42.

RECETTE POUR LES SAUCES.

Salvia, sal, vinum, piper, allia, petroselinum.
His bona fit salsa, nisi sit commixtio falsa.

—

Pour vous faire une sauce aisée, appétissante,

Prenez sauge, persil, ail, poivre, sel et vin ;

Mettez-en de chacun la dose suffisante :

Cet assaisonnement est sain.

' Cet assaisonnement est sain pour les personnes bien por-
tantes ; mais il ne convient point aux tempéraments faibles
et nerveux.

43.

DU SEL.

Vas condimenti præponi debet edenti.
Sal virus refugat rectè, insipidumque saporat ;
Nam sapit esca malè, quæ datur absque sale.
Urunt res salsæ visum, semenque minorant,
Et generant scabiem, pruritum sive rigorem.

Sur la table, outre la saucière,
Ayez devant vous la salière ;
Toute viande sans sel n'a ni goût ni saveur.
Il chasse le venin, corrige la fadeur.
Mais l'excès est à craindre, il affaiblit la vue,
Et qui plus est, il diminue
Ce trésor onctueux, ce baume souverain,
Qui répare le genre humain.
Autre effet de l'abus : tout homme qui trop sale,
A le cuir sujet à la gale.

44.

DU SOUPER.

Ex magnâ cœnâ stomacho fit maxima pœna.
Ut sis nocte levis, sit tibi cœna brevis :
Cœna brevis vel cœna levis fit rarò molesta ;
Magna nocet, medicina docet : res est manifesta.

———

Si vous voulez le lendemain
Vous lever léger, frais et sain,
Vous devez fuir comme la peste
Ces soupers d'apparat, où l'exemple séduit.
On boit avec excès les deux tiers de la nuit.
On force l'estomac. Une douleur funeste
En est presque toujours le déplorable fruit.
A souper point de gourmandise ;
En mangeant peu le soir, vous vous porterez mieux ;
Le médecin l'assure ; et, sans qu'il vous le dise,
Cette vérité saute aux yeux.

45.

COMMENCER LE REPAS PAR BOIRE.

Ut vites pœnam, de potibus incipe cœnam.

—

Buvez en commençant ; vous suivrez un usage
     Qui ne peut être que fort sage.
Par un verre d'abord l'œsophage arrosé,
A ce qu'on mange ensuite ouvre un passage aisé.

46.

NE POINT CHANGER LE RÉGIME AUQUEL LE CORPS EST ACCOUTUMÉ.

Omnibus assuetam jubeo servare diætam,
Quod sic esse probo, nisi sit mutare necesse.
Hippocrates testis, quoniam sequitur mala pestis.
Fortior hæc meta medecinæ certa diæta.

—

Avez-vous constamment suivi quelque régime :
L'habitude est formée, il faut la respecter ;
     Sans une cause légitime
     On ne doit point s'en écarter.
Quand la borne est posée, y toucher c'est un crime,
Qui souvent coûte cher à qui l'ose attenter.
De tout dérèglement le corps est la victime.
Le divin Hippocrate a déduit prudemment
Le tort qu'à la santé fait un dérangement.
Que si vous méprisez son avis salutaire,

Tant pis pour vous, c'est votre affaire ;
Mais ce ne sera pas sans doute impunément.

47.

DU RÉGIME A PRENDRE.

Quale, quid et quandò, quantum, quoties, ubi, dando
Ista notare cibo debet medicus benè doctus ;
    Ne malè conveniens ingrediaris iter.

———

Dès le commencement c'est au médecin sage
    De prescrire la quantité,
    Le choix, le temps, la qualité
    Des aliments dont vous ferez usage,
De peur qu'en vous d'abord un triste égarement
Ne gâte sans retour un bon tempérament.

48.

DES ŒUFS.

Non vult mentiri qui vult pro lege teneri
    Quòd bona sunt ova candida, longa, nova.
Hæc tria sunt norma (1), vernalia sunt meliora.

———

    On tient pour règle invariable
    Que tous les œufs, pour être bons,
    Doivent être frais, blancs et longs ;
    Mais l'œuf de poule est préférable.

Les œufs durs sont très-indigestes pour les estomacs faibles : il faut en manger peu, et les bien mâcher, si l'on ne
peut les éviter.

(1) Des œufs pondus dans la maison.

49.

DU LAIT.

Lac ethicis sanum caprinum , post camelinum ,
Ac jumentinum plus omnibus est asininum.
Plus nutritivum vaccinum , sic et ovinum.
Si febriat , caput aut doleat , non est benè sanum.

—

Aux gens que pas à pas conduit vers le tombeau
    La phtisie ou la fièvre lente ,
On ordonne le lait de chèvre ou de chameau ,
Ou celui de jument comme chose excellente ;
Mais si d'une migraine on ressent les douleurs ;
Si sur le corps la fièvre exerce ses rigueurs ,
    Du lait apprenez que l'usage
    Fait moins de bien que de dommage.

50.

DU BEURRE ET DU PETIT LAIT.

Lenit, et humectat, solvit, sine febre butyrum.
Inciditque , lavat , penetrat , mundat quoque serum.

—

    Le beurre aux fiévreux interdit,
Par son baume onctueux , lâche , humecte , adoucit.
Le petit lait pénètre , incise , ouvre la voie ,
Lave et fond les humeurs des vaisseaux qu'il nettoie.

51.

DU FROMAGE.

Caseus est gelidus , stipans , crassus , quoque durus.

Caseus et panis sunt optima fercula sanis.
Si non sunt sani, tunc illum haud jungito pani.

—

Le fromage est froid, dur, astringent et grossier.
Avec d'excellent pain il faut l'associer.
        Quand on le mange avec régime,
C'est un fort bon manger pour qui se porte bien.
        Pour un estomac cacochime,
        Tout bon qu'il est, il ne vaut rien.

52.

DES NOIX, DES POIRES ET DES POMMES.

Adde pyro potum. Nux est medicina veneno.
Fert pyra nostra pyrus, sine vino sunt pyra virus :
        Si pyra sunt virus, sit maledicta pyrus.
Dùm coquis, antidotum pyra sunt, sed cruda venenum.
Cruda gravant stomachum, relevant sed cocta gravatum.
Post pyra da potum, post pomum vade cacatum.

—

La noix, dont j'avertis qu'il faut ne manger guère,
Est bonne à l'estomac, conforte ce viscère ;
        Elle corrige le venin.
        La poire ne vaut rien sans vin.
        Si vous la mangez en compote,
        C'est un excellent antidote.
        Mais poire crue est un poison.
Vous pouvez là-dessus régler votre conduite.
Crue, elle charge trop l'estomac ; étant cuite,
        Elle y porte la guérison.

Quand on a mangé de la poire ,
Que le premier soin soit de boire.
Après la pomme allez en quelque lieu secret ,
Où vous puissiez en paix laisser votre paquet.

53.

DES MÛRES.

Mora sitim pellunt , recreant cum faucibus uvam.

—

La mûre désaltère , et sa douceur aigrette
Récrée également le gosier , la luette.

54.

DES CERISES.

Cerasa si comedas , faciunt tibi grandia dona :
Expurgant stomachum , nucleus lapidem tibi tollit.
Hinc melior toto corpore sanguis inest.

—

La cerise a pour la santé
Plus d'une bonne qualité.
C'est un des meilleurs fruits que produise la terre ;
Il purge l'estomac , il forme un sang nouveau :
Et l'amande qu'on trouve en cassant son noyau ,
Délivre les reins de la pierre.

55.

DES PRUNES.

Frigida sunt , laxant , multùm prosunt tibi pruna.

—

Fraîche ou sèche la prune offre un double profit,
   Car elle lâche et rafraîchit.

56.

DES PÊCHES ET DES RAISINS.

Persica cum musto vobis datur ordine justo
Sumere. Sic est mos, nucibus sociando racemos.
Passula non spleni, tussi valet, est bona reni.
Utilitas uvæ sine granis et sine pelle,
Dat sedare sitim jecoris, choleræque colorem.

—

L'ordre en est établi, la raison nous le prêche,
   Il faut du vin avec la pêche.
   A la noix joignez les raisins.
  Le raisin sec à la rate est contraire,
   Aux poumons il est salutaire.
  Contre la toux, contre les maux des reins,
   C'est un remède très-facile.
   Outre qu'on en fait de bons vins,
   On peut encor le rendre utile,
Pour un foie échauffé, contre une ardeur de bile ;
Enlevez-en la peau, tirez-en les pepins.

57.

DES FIGUES.

Pectus lenificant ficus, ventremque relaxant,
Seu dantur crudæ, seu cùm fuerint benè coctæ.
Nutrit et impinguat, varios curatque tumores,

Scropha , tumor , glandes , ejus cataplasmate cedunt ;
Junge papaver ei , confracta foris trahit ossa.

———

Crue ou cuite la figue est un fruit des meilleurs.
Elle nourrit , engraisse et sert en médecine ;
Elle lâche le ventre , adoucit la poitrine ,
    Et guérit beaucoup de tumeurs.
Pour les glandes , l'abcès , même les écrouelles ,
Son cataplasme a fait les cures les plus belles.
Joignez-y le pavot , elle aura la vertu
De retirer des chairs un éclat d'os rompu.

58.

MAUVAIS EFFETS DE L'EXCÈS DES FIGUES.

Pediculos, veneremque facit , sed cuilibet obstat.

———

    Quoique la figue soit si bonne ,
    Gardez-vous bien d'en faire excès.
    Je ne le conseille à personne ;
    Voici quels en sont les effets :
    Son suc engendre d'ordinaire
Une humeur qui dispose au mal pédiculaire ,
    Met un pauvre homme en but à des efforts.
    Qui dans peu ruinent le corps.

59.

DES NÈFLES.

Multiplicant mictum , ventrem dant escula strictum ,
Mespila dura placent , sed mollia sunt meliora.

———

A bien vider les eaux la nèfle est diligente.
    Pour le ventre elle est restringente.
Encor ferme elle plaît ; mais pour votre santé,
Elle est toujours meilleure en sa maturité.

60.

DES POIS.

Pisum laudandum nunc sumpsimus, ac reprobandum :
Est inflativum cum pellibus atque nocivum.
    Pellibus ablatis sunt bona pisa satis.

—

Faut-il louer les pois, ou faut-il qu'on les blâme?
Ce légume en sa peau n'est pas sain, il enflamme.
    Otez-la lui : sans nul danger,
    Ce légume se peut manger.

61.

DES FÈVES.

Manducare fabam caveas, parit illa podagram.

—

    Jamais la fève ne fut bonne
    Pour ceux que la goutte affaiblit :
    On tient même qu'elle la donne;
    Plus d'un savant auteur l'a dit.

62.

DES PANAIS, *Lat.* PASTINACA.

Quod passum tribuat, est pastinaca vocata.

Attamen illa parùm nutrit , quia non subacuta.
Confortat coitum , non est ad menstrua muta.

—

Le panais, racine champêtre ,
N'est pas d'un goût appétissant.
Son nom , dit-on , vient du mot paître ,
Encor que le panais soit fort peu nourrissant.

63.

DES NAVETS , *Lat.* RAPA.

Rapa juvat stomachum , novit producere ventum ,
Provocat urinam , præstatque in dente ruinam :
Si malè cocta datur , tibi torsio sic generatur.

—

Ami de l'estomac, ami de la poitrine ,
Le navet a bon goût, mais il donne des vents.
Il est diurétique et provoque l'urine ;
Le mal est qu'il gâte les dents.
S'il n'est pas assez cuit ; des coliques affreuses
Sont de sa crudité les suites douloureuses.

64.

DES HERBES ET DES LÉGUMES EN GÉNÉRAL.

Jus olerum , circerumque bonum, substantia prava.

—

Des herbes et des pois (1) le suc vous fait du bien ;
Mais quand il est tiré, le marc n'en vaut plus rien.

(1) Des pois chiches.

65.

DE LA MOUTARDE.

Est modicum granum, calidum siccumque sinapi.
Dat lacrymas, purgatque caput, tollitque venenum.

—

La moutarde, grain fort petit,
Fort sec, fort chaud, excite l'appétit ;
Mais quiconque en prend trop, en est puni sur l'heure ;
Il en fait la grimace, il pleure.
A cela près la sauce où l'on met de ce grain,
Purge la tête et chasse le venin.

66.

DU FENOUIL, *Lat.* FOENICULUM.

Bis duo dat marathrum (1) : febres fugat, atque venenum,
Expurgat stomachum, lumen quoque reddit acutum.
Urinare facit, ventris flatumque repellit.
Semen fœniculi pellit spiramina culi.

—

Le fenouil fait en nous quatre effets différents ;
Il purge l'estomac, il augmente la vue,
De l'urine aisément il procure l'issue,
Du fond des intestins il fait sortir les vents ;
Mais sa graine a surtout la vertu singulière
De les pousser par le derrière.

(1) C'est le nom grec du fenouil.

67.

DE L'ANIS, *Lat.* ANISUM.

Emendat visum, stomachum confortat anisum.
Copia dulcoris anisi sit melioris.

—

L'anis est bon aux yeux, à l'estomac, au cœur :
Préférez le plus doux, c'est toujours le meilleur.

68.

DE L'ANETH, *Lat.* ANETHUM ; ET DE LA CORIANDRE, *Lat.* CORIANDRUM.

Anethum ventos prohibet, minuitque tumores.
Ventres repletos pravis facit esse minores.

—

L'aneth qu'avec l'anis il ne faut pas confondre,
    Dissipe les vents, les tumeurs ;
    Même il a la vertu de fondre
D'un ventre gros et dur les mauvaises humeurs.

Confortat stomachum, ventum removet coriandum.

—

    Pour l'estomac vous pourrez prendre
    De la graine de coriandre.
Les vents à son approche, ou par haut ou par bas,
Sortent à petit bruit, ou même avec fracas.

69.

DES VIOLETTES, *Lat.* VIOLÆ.

Crapula discutitur, capitis dolor atque gravedo.
Purpuream dicunt violam curare caducos.

Pour dissiper l'ivresse et chasser la migraine,
La violette est souveraine.
D'une tête pesante elle ôte le fardeau,
Et d'un rhume fâcheux délivre le cerveau,
Guérit même l'épilepsie.

70.

DU SUREAU, *Lat.* SAMBUCUS.

Sambuci flores sambuco sunt meliores.
Nam sambucus olet, flos redolere solet.

—

Laissez les feuilles du sureau,
Nous n'en faisons nul cas dans notre pharmacie.
Sa fleur est estimée, en voici la raison :
La feuille sent mauvais, et la fleur sent fort bon.

71.

LE SAFRAN, *Lat.* CROCUS.

Confortare crocus dicatur lætificando,
Et partes laxas firmare, hepar reparando.

—

Le safran reconforte, il excite la joie,
Raffermit tout viscère, et répare le foie.

72.

DE LA BUGLOSSE. *Lat.* BUGLOSSA.

Vinum potatum quo sit macerata buglossa,

Mœrorem cerebri dicunt aufferre periti.
Fertur convivas decoctio reddere lætos.

—

Dans le vin que vous voulez boire,
Laissez la buglosse infuser.
Son grand effet est d'apaiser
Le chagrin qu'au cerveau porte la bile noire.
Aux gens que vous traitez, faites-en prendre un peu ;
Ils se mettront en train, et vous verrez beau jeu.

73.

DE LA BOURRACHE, *Lat.* BORRAGO.

Cardiacos auffert, borrago gaudia confert.
Dicit borrago : Gaudia semper ago.

—

Le jus de la bourrache excite aussi la joie.
Pour les maux d'estomac, les palpitations,
Maux de cœur, altérations,
Fort utilement on l'emploie.

74.

DES CHOUX, *Lat.* BRASSICA.

Jus caulis solvit, cujus substantia stringit ;
Utraque quandò datur, ventrem laxare paratur.

—

Les choux sont astringents, leur jus est laxatif,
Un bon potage aux choux est un doux purgatif.

75.

DES BETTES, *Lat.* SICULA, ou BÉTA.

Sicla (1) parùm nutrit, ventrem constipat et urget.

—

La bette est fort légère ; et selon qu'on l'apprête ,
Excite le ventre ou l'arrête.

76.

DES ÉPINARDS.

De cholerâ læso spinachia convenit ori ,
Et stomachis calidis ejus valet esus amari.

—

Pour prévenir les tristes cas
Que peut causer en vous l'épanchement de bile ,
Les épinards sont bons , ne les négligez pas ;
Aux estomacs fort chauds l'usage en est utile.

77.

DES OGNONS, *Lat.* CÆPE.

De cæpis medici non consentire videntur.
Fellitis non esse bonas ait esse Galenus ,
Phlegmaticis verò multùm putat esse salubres.
Non modicum sanas Asclepius asserit illas ,
Præsertím stomacho , pulchrumque creare colorem.
Contritis cæpis loca denudata capillis
Sæpe fricans , capitis poteris reparare decorem.

—

Mais parlons un peu de l'ognon.
Est-il sain d'en user ? L'un dit oui , l'autre non.

(1) *Sicla* est pour *Sicula*, l'un des noms de la bette, selon Mathiole.

Galien en défend l'usage aux colériques ,
  Et le permet aux phlegmatiques.
Asclepius le vante , et soutient qu'il est bon ,
Surtout pour l'estomac ; et même il le conseille
Pour donner au visage une couleur vermeille.
  De cheveux un chef dépouillé ,
Pourvu que la jeunesse aide encor la nature ,
En le frottant souvent de jus d'ognon pilé ,
  Recouvrera sa chevelure.

Les gens nerveux sont péniblement affectés par les assaisonnements où il entre de l'ognon.

78.

DES PORREAUX.

Reddit fœcundas mansum persæpè puellas;
Manantemque potest naris retinere cruorem ,
Ungas si nares intus medicamine tali.

—

  Porreaux mangés en quantité ,
  Rendent une femme fertile ;
  Sans eux telle eût été stérile ,
  Qui leur doit sa fécondité.
D'un saignement de nez le remède est facile ,
Par le jus des porreaux il peut être arrêté.

79.

DU SISELI DE MONTAGNE.

Siler montanum non sit tibi sumere vanum.
Dat lumen clarum , quamvis gustu sit amarum.
Lumbricosque necat , digestivamque reportat.

Le siseli qu'envoie une terre étrangère,
     A des sucs austères, amers.
Il éclaircit la vue, extermine les vers,
     Et fait que bien mieux on digère.

80.

DU CERFEUIL *Lat.* CHEREFOLIUM.

Appositum cancris tritum cum melle medetur.
Cum vino potum lateris sedare dolorem
Sæpè solet. Tritam si nectis desuper herbam,
Sæpè solet vomitum, ventremque tenere solutum.

—

     Le cerfeuil mondificatif,
Pour guérir un cancer, est un bon détersif.
Broyez-le avec du miel, il faut que le mal cède
     A la vertu de ce remède.
Infusé dans du vin, le cerfeuil est vanté
     Contre les douleurs de côté.
     Autre usage : le cerfeuil aide
Et souvent rétablit l'estomac dévoyé,
Quand sur l'endroit malade on l'applique broyé.

81.

DES MAUVES, *Lat.* MALVA.

Dixerunt veteres malvam quod molliat alvum.
Hujus radices rasæ solvunt tibi fæces :
Vulvam moverunt, et fluxum sæpè dederunt.

—

La mauve, émollient fourni par la nature,
     Des intestins aide la fonction.

> Moyennant sa décoction,
D'un pauvre constipé la délivrance est sûre.
> De ses racines la raclure
> Au ventre rend la liberté,
> Sert au beau sexe, et lui procure
Le retour de ses fleurs, d'où dépend sa santé.

82.

DE LA MENTHE. *Lat.* MENTHA.

Mentitur mentha, si sit depellere lenta
Ventris lumbricos, stomachi vermesque nocivos.

—

La menthe est pour les vers un remède efficace.
Au ventre, en l'estomac, elle agit et les chasse.

83.

DE LA SAUGE, *Lat.* SALVIA.

Cur moriatur homo cui salvia crescit in horto ?
Contrà vim mortis non est medicamen in hortis.
Salvia confortat nervos, manuumque tremorem
> Tollit, et ejus ope febris acuta fugit.
Salvia, castoreumque, lavendula, primula veris,
Nasturt : Athanas : hæc sanant paralytica membra.
Salvia salvatrix, naturæ conciliatrix.

—

L'homme aux traits de la mort doit-il être accessible,
Tant qu'il peut appeler la sauge à son secours ?
Oui, nos jours sont bornés ; aux regrets insensible,
La mort doit tôt ou tard en terminer le cours.
Vouloir l'éterniser, c'est vouloir l'impossible :

N'y songez point. A cela près ,
L'usage de la sauge a d'excellents effets.

Pour raffermir la main tremblante ,
Pour conforter les nerfs , la sauge est excellente ;
Et d'une fièvre aiguë elle arrête l'accès.

La lavande , la tanaisie ,
La primevère , le cresson ,
La sauge , le castor , donnent la guérison
Aux membres attaqués par la paralysie.
L'usage de la sauge est si grand , qu'il est bon
D'en avoir en toute saison.
Aussi dans la langue latine
Son nom du mot *sauver* tire son origine.

84.

DE L'ORTIE , *Lat.* URTICA.

Ægris dat somnum , vomitum quoque tollit , et esum
Illius semen cholicis cum melle medetur ;
Et tussim veterem curat , si sæpè bibatur.
Pellit pulmonis frigus ventrisque tumorem ,
Omnibus et morbis ea subvenit articulorum.

—

L'ortie , aux yeux du peuple herbe si méprisable ,
Tient dans la médecine une place honorable.
Qu'un malade inquiet dorme malaisément ,
Elle lui rend bientôt un sommeil secourable.
Contre un fâcheux vomissement
C'est un spécifique admirable.
Sa graine avec le miel abrége le tourment

D'une colique insupportable.
Le breuvage d'ortie étant réitéré,
Adoucit de la toux le mal invétéré,
Réchauffe les poumons, du ventre ôte l'enflure,
Et de la goutte même apaise la torture.

85.

DE L'HYSOPE, *Lat.* HYSSOPUS.

Hyssopus purgans herba est è pectore phlegma,
Ad pulmonis opus, cum melle coquenda jugata,
Vultibus eximium fertur præstare colorem.

—

L'hysope avec succès purge les flegmatiques :
Bouillie avec du miel, aide les pulmoniques
        Et par une vive couleur
        D'un teint corrige la pâleur.

86.

DE L'AULNÉE, *Lat.* ENULA CAMPANA.

Enula campana reddit præcordia sana.
Cum succo rutæ succus si sumitur iste,
Affirmant ruptis quod prosit potio talis.

—

Aux entrailles l'aulnée est saine et bienfaisante :
        A bien des maux elle a remédié.
        Au jus de rue associé,
On prétend que son jus a la vertu puissante
De guérir un mortel qu'afflige une descente.

87.

DU POULIOT, *Lat.* PULEGIUM.

Cum vino choleram nigram potata repellit,
Appositam veterem dicunt sedare podagram.

—

Le jus du pouliot est sain.

Quand on le boit avec du vin,

Il bannit loin de vous l'humeur mélancolique.

Quiconque de la goutte éprouve le tourment,

Sur le membre affligé, du moment qu'il l'applique,

Reçoit un prompt soulagement.

88.

DE L'AURONE, *Lat.* ABROTONUM ; ET DE LA SCABIEUSE, *Lat.* SCABIOSA.

Abrotono crudo stomachi purgabitur humor.
Urbanus per se nescit pretium scabiosæ.
Confortat pectus quod deprimit ægra senectus,
Lenit pulmonem, tollit laterumque dolorem.
Vino potatur, virus sic evacuatur.

—

Pour purger l'estomac l'aurone est précieuse ;

Mais à quoi ne sert point l'utile scabieuse !

Elle est bonne aux vieillards, adoucit leurs poumons,

Corrige l'estomac, conforte la poitrine,

Apaise du côté la douleur intestine :

Son jus pris dans du vin dissipe les poisons.

89.

DU CRESSON, *Lat.* NASTURTIUM.

Illius succus crines retinere fluentes

Illitus asseritur, dentisque levare dolores.
Lichenas succus purgat cum melle perunctus.

—

Prenez jus de cresson, frottez-en vos cheveux ;
Ce remède les rend plus forts et plus nombreux ;
Apaise la douleur des dents et des gencives.
    Dartres farineuses ou vives
S'en vont quand par son suc, avec miel apprêté,
    On corrige leur âcreté.

90.

DE L'ÉCLAIRE, *Lat.* CHELIDONIA.

Cæcatis pullis hâc lumina mater hirundo,
Plinius ut scripsit, quamvis sint eruta, reddit.

—

L'éclaire pour les yeux est, dit-on, admirable ;
    Pline la loue en ses écrits.
Peut-être prendra-t-on ceci pour une fable :
L'hirondelle, dit-il, s'en sert pour ses petits ;
Ont-ils les yeux crevés, elle leur rend la vue.
Telle cure aisément ne saurait être crue,
    C'est d'après lui que je la dis.

91.

DU SAULE, *Lat.* SALIX.

Auribus infusus vermes succus necat ejus.
Cortex verrucas in aceto cocta resolvit.
Hujus flos sumptus in aqua frigescere cogit
Instinctus Veneris cunctos acres stimulantes ;
Et sic desiccat, ut nulla creatio fiat.

Le saule est ami des ruisseaux.

La force de son suc en l'oreille introduite,

Y fait mourir les vers, auteurs de mille maux.

Le fort vinaigre où son écorce est cuite,

D'une peau qu'on en frotte, extirpe les porreaux.

92

DE L'ABSYNTHE , *Lat.* ABSYNTHIUM.

Nausea non poterit quemquam vexare marina ,
Anteà commixtam vino qui sumpserit istam.
Confortat nervos et causas pectoris omnes.
Serpentes nidore, fugat bibitumque venenum.
Auris depellit sonitum cum felle bovino.

—

Prêt à vous embarquer, buvez du vin d'absinthe ;

Contre les maux de cœur c'est un préservatif.

Du nitre de la mer, de son air purgatif

Vous n'aurez, tout au plus, qu'une légère atteinte.

De chasser les serpents l'absynthe a la vertu ;

Elle émousse les traits du poison qu'on a bu,

Conforte l'estomac et les nerfs. Aux oreilles

Mêlée au fiel de bœuf, elle fait des merveilles,

     Et corrige parfaitement

     Leur incommode tintement.

93.

DU POIVRE.

Quod piper est nigrum, non est dissolvere pigrum.
Phlegmata purgabit, concoctricemque juvabit;
Leucopiper stomacho prodest, tussique , dolorique
Utile, præveniet motum, febrisque rigorem.

Au poivre noir, soit entier, soit en poudre,
   Donnez les flegmes à dissoudre,
    Il aide à la digestion.
  Pour l'estomac le poivre blanc est bon.
   Il adoucit une toux violente,
Apaise les douleurs, et d'une fièvre ardente
    Détourne le cruel frisson.

94.

DU GINGEMBRE, *Lat.* ZINZIBER.

Zinziber antè datum morbum fugat; inveteratum
Postque datum mollit; ventris fastidia tollit.

Avant l'accès prenez de gingembre une dose,
Prenez-le même après; s'il est réitéré,
Il chasse, il déracine un mal invétéré,
Et guérit le dégoût que la fièvre vous cause.

95.

DE LA MÉRIDIENNE.

Sit brevis aut nullus tibi somnus meridianus.
Febris, pigrities, capitis dolor, atque catharrus,
Hæc tibi proveniunt ex somno meridiano.

Passez-vous, s'il se peut, de la méridienne.
Sinon, faites qu'au moins les moments en soient courts;
Vous vous en abstiendrez, pour peu qu'il vous souvienne
    Des maux qu'elle produit toujours.

Les suites de cette habitude
Sont fièvres, fluxions, migraine et lassitude.

96.

DU DORMIR.

Septem horis dormire sat est, juvenique senique.

—

Réservez à la nuit un sommeil limité.
Pour un vieilard, pour un jeune homme,
Dormir sept heures d'un bon somme,
C'est bien assez pour la santé.

97.

MAUVAISES SUITES D'UN VENT RETÉNU.

Quatuor ex vento veniunt in ventre retento :
Spasmus, hydrops, colica et vertigo ; hæc res probat ipsa.

—

De lâcher certains vents on se fait presque un crime ;
Et toutefois qui les supprime
Risque l'hydropisie et la convulsion.
Les vertiges cruels, les coliques affreuses,
Ne sont que trop souvent les suites malheureuses
D'une triste discrétion.

98.

REMÈDES CONTRE LES VENINS,

Allia, ruta, pyra, raphanus, cum theriacâ nux,
Præstant antidotum contrà mortale venenum.

—

Poire, rue, ail, raifort, noix, avec thériaque,
Repoussent du venin la dangereuse attaque.

99.

USAGES QUI ENTRETIENNENT LA SANTÉ.

Lumina mane, manus gelida mulcens lavet unda.
Hâc illâc, modicùm pergat ; modicùm sua membra
Extendat, crines pectat, dentes fricet ; ista
Confortant cerebrum, confortant cætera membra.

———

D'abord lavez vos mains dans une eau fraîche et claire,
Bassinez-en vos yeux pour les bien rafraîchir.
Un peu de promenade est alors salutaire ;
Etendez jambes, bras, pour les mieux dégourdir.
Peignez-vous les cheveux, décrassez-vous la tête,
        Nettoyez et frottez vos dents.
        Ces six points sont très-importants ;
Suivez-les chaque jour, sans que rien vous arrête.
Le cerveau s'en ressent ; même de tout le corps
        Ils fortifieront les ressorts.

100.

SUITE.

Lote cale ; sta pranse, vel i, frigesce minutè.

———

Du bain entrez au lit. Quand vous sortez de table,
Restez debout, ou marchez quelques pas,
Un peu de froid rendra l'estomac plus capable
        De digérer votre repas.

101.

DU MAL DE TÊTE.

Si capitis dolor est ex potu, lympha bibatur,
Ex potu nimio nam febris acuta creatur.
Si vertex capitis vel frons æstu tribulentur,
Tempora, fronsque simul moderatè sæpè fricentur,
Morellâ coctâ, necnon calidâque, laventur.
Illud enim credunt capitis prodesse dolori.

—

Vous sentez-vous un mal de tête ;
S'il vient d'avoir trop bu, la médecine est prête :
Buvez de l'eau, c'est votre guérison.
Souvent d'un excès de boisson
Une fièvre aiguë est la peine.
Si le mal vient d'une migraine,
D'eau de morelle alors frottez-vous bien le front ;
Le soulagement sera prompt.

Les maux de tête, la migraine, sont souvent causés par
une mauvaise digestion, pour avoir mangé trop ou trop vite,
sans mâcher convenablement. C'est quelquefois aussi l'effet
d'un rhumatisme qui a changé de place ou le froid aux
pieds et aux jambes.

102.

DE CE QUI PEUT CAUSER LA SURDITÉ.

Et mos post escam dormire, nimisque moveri,
Ista gravare solent auditus, ebrietasque.

—

S'endormir en sortant de table,
Ou par une autre extrémité,

Faire un rude travail avec activité,

Et l'ivresse, autre excès non moins déraisonnable,

　　Feront venir la surdité.

　La malpropreté peut y contribuer aussi, en laissant accumuler une grande quantité de *cerumen* dans la cavité de l'oreille.

103.

DU TINTEMENT DE L'OREILLE.

Motus, longa fames, vomitus, percussio, casus,
Ebrietas, frigus tinnitum causat in aure.

Le travail, de la faim la trop longue détresse,

La chute, un coup, un froid, un grand vomissement,

　　Et surtout la fréquente ivresse,

　　Font que l'oreille entend sans cesse

　　Un incommode tintement.

104.

DE CE QUI GATE LES YEUX.

Balnea, vina, ventus, piper, allia, fumus,
Porrum cum cæpis, faba, lens, fletusque, sinapi,
Sol, coïtusque, ignis, labor, ictus, acumina, pulvis.
　Ista nocent oculis, sed vigilare magis.

Le bain, le vin, l'amour, le vent, l'ail, la lentille,

Le poivre, les oignons, les fèves, les poireaux,

La moutarde, les pleurs, le soleil quand il brille,

La poussière, le feu, le heurt, les grands travaux,

　　Aux yeux causent bien du dommage;

　　Veiller nuit encore davantage.

105.

DE CE QUI RÉCRÉE LES YEUX.

Fons, speculum, gramen, hæc dant oculis relevamen.
Manè igitur montes, sub serum inquirito fontes.

———

Vous récréez vos yeux quand vous leur faites voir
La verdure des champs, l'eau coulante, un miroir.
    Tel aspect leur est salutaire.
Variez ces objets ; offrez-leur, pour bien faire,
Des côteaux le matin et des ruisseaux le soir.

106.

EAUX BONNES POUR LES YEUX.

Feniculus, verbena, rosæ, chelidonia, ruta,
Ex istis aqua fit, quæ lumina reddit acuta.

———

Prenez fenouil, verveine, éclaire, rose et rue ;
On en distille une eau très-saine pour la vue.

107.

CONTRE LE MAL DES DENTS.

Sic dentes serva : Porrorum collige grana.
Ne careas thure, hæc cùm jusquiamo simul ure.
Sicque per inbotum fumum cape dente remotum.

———

    Afin de conserver vos dents,
    Mettez sur la braise allumée
La graine de poireau, la jusquiame et l'encens,
Et par un entonnoir prenez-en la fumée.

Il ne faut pas se fier à la jusquiame, c'est une plante très-dangereuse dans toutes ses parties. Lorsque le mal de dent est produit par un courant d'air, le froid aux pieds ou un refroidissement général, les sueurs convenablement excitées opèrent la guérison. Un médecin distingué, sujet aux maux de dents par l'impression du moindre froid, n'employait pas d'autre moyen que les transpirations répétées jusqu'à disparition de la douleur.

Ne faites arracher vos dents, quelque mauvaises qu'elles soient, qu'à la dernière extrémité.

108.

DE L'ENROUEMENT.

Nux, oleum, capitis frigusque, anguillaque, potus,
Et pomum crudum faciunt hominem fore raucum.

—

Anguilles et fruits crus, rhume, huile, et vieilles noix
   Rendent rauque une belle voix.

109.

REMÈDES CONTRE LE RHUME.
Noms des différentes sortes de rhumes.

Jejuna, vigila, caleas dape, tuque labora.
Inspira calidum, modicum bibe, comprime flatum.
Hæc bene tu serva, si vis depellere rheuma.
Si fluat ad pectus, dicatur rheuma catarrus;
Branchus at ad fauces ad nares esto corysa.

—

   Pour chasser un rhume bien vite,
   Veillez, tenez-vous chaudement.
Travaillez, mangez peu, buvez bien sobrement,
   Et vous en serez bientôt quitte.

Le rhume a plusieurs noms pour le spécifier.

Rhume tombé sur la poitrine,

Est catarrhe en langue latine ;

Branchus est un rhume grossier

Qui serre, enflamme le gosier. ¹

Ces noms sont de grecque origine.

Corize parmi nous serait un mot nouveau,

Pour dire un rhume de cerveau,

Bien qu'il soit le vrai mot, selon la médecine.

Dans le *corysa* ou rhume de cerveau, la vapeur d'eau chaude, du sucre brûlé, la tisane de sureau ou de guimauve reçue par le nez produisent de bons effets.

110.

REMÈDE POUR LA FISTULE.

Auripigmento sulphur miscere memento ,
His decet apponi calcem, conjunge saponi.
Quatuor hæc misce : commixtis quatuor istis ,
Fistula curatur, quater ex his si repleatur.

—

Mêlez le souffre à l'orpiment,

Chaux et savon pareillement.

Dans la fistule qu'on en mette,

En quatre fois la cure est faite.

111.

DES TEMPÉRAMENTS SIMPLES.

Quatuor humores in humano corpore constant
Sanguis cum cholerâ, phlegma, melancholia.

—

Quatre tempéraments distinguent les humains :

Le bilieux, le flegmatique,
Le sanguin, le mélancolique ;
On peut les reconnaître à des signes certains.

112.

RAPPORTS DES QUATRE TEMPÉRAMENTS AVEC LES QUATRE ÉLÉMENTS.

Terra melancholicis, aqua confertur pituitæ ;
  Aer sanguineis ; ignea vis choleræ.

—

D'une comparaison on se sert d'ordinaire
    Pour trouver aux tempéraments
    Des rapports aux quatre éléments.
    On prétend que l'atrabilaire
    A la terre ressemble un peu,
Le flegme à l'eau, le sang à l'air, et la colère
    Tient de la nature du feu.

113.

DES TEMPÉRAMENTS BILIEUX OU COLÉRIQUES.

Est humor choleræ qui competit impetuosis ,
Hoc genus est hominum cupiens præcellere cunctis.
Hi leviter discunt, multùm comedunt, citò crescunt.
Indè et magnanimi sunt, largi, summa petentes,
Hirsutus, fallax, irascens, prodigus, audax,
Astutus, gracilis, siccus, croceique coloris.

—

    L'homme en qui la bile préside,
    Est vif, ardent, impétueux,
    Entreprenant , présomptueux ,

Et de préférences avide.

Il apprend fort légèrement,

Mange beaucoup, croît promptement.

Courageux, libéral, enclin à la colère,

Il est hardi, malin, trompeur;

De son esprit tel est le caractère.

Son corps est grêle et sec, sujet à la maigreur,

Et son teint de la bile emprunte la couleur.

114.

LE TEMPÉRAMENT FLEGMATIQUE.

Phlegma dabit vires modicas, latosque brevesque
Phlegma facit, pingues, sanguis reddit mediocres.
Otia non studio, sed corpora somno.
Sensus hebes, tardus motus, pigritia, somnus :
Hic somnolentus, piger, in sputamine multus.
Est huic sensus hebes, pinguis facies, color albus.

—

Le tempérament flegmatique

Rend l'homme court et gros, d'une force modique,

Grand ami de l'oisiveté.

Ne croyez pas qu'à l'étude il s'applique;

Ne rien faire et dormir fait sa félicité.

Il a le sens bouché, sa démarche est très-lente;

Le travail lui déplaît, l'oisiveté l'enchante;

Il abonde en pituite et crache fréquemment :

Toujours dans l'engourdissement,

Chez lui l'esprit, le cœur, ne sont d'aucun usage.

La graisse qui reluit sur son large visage

Indique son tempérament.

115.

LE TEMPÉRAMENT SANGUIN.

Naturâ pingues isti sunt, atque jocantes,
Rumoresque novos cupiunt audire frequenter.
Hoc Venus et Bacchus delectant, fercula, risus,
Et facit hos hilares et dulcia verba loquentes.
Omnibus hi studiis habiles sunt, et magis apti :
Quâlibet ex causâ non hos facilè excitat ira.
Largus, amans, hilaris, ridens, rubeique coloris,
Cantans, carnosus, satis audax atque benignus.

L'homme de nature sanguine,

Volontiers plaisante et badine ;

Gros et charnu suffisamment,

Il est curieux de nouvelles.

Toujours passionné pour le vin, pour les belles,

Il brille en compagnie, et par son enjouement

D'une table il fait l'agrément.

A quelque étude qu'il s'applique,

On est surpris de ses progrès.

Il ne se fâche point pour de petits sujets,

Et malaisément on le pique.

Il est bon, libéral, hardi, point querelleur,

Amant vif, ami franc, voluptueux convive,

Prêt à rire, à chanter, toujours de bonne humeur ;

En lui d'un teint vermeil la couleur saine et vive

D'un naturel sanguin dénote la vigueur.

116.

LE TEMPÉRAMENT MÉLANCOLIQUE.

Restat adhùc choleræ tristis substantia nigræ,
Quæ reddit pravos, pertristes, pauca loquentes.
Hi vigilant studiis, nec mens est dedita somno.
Servant propositum, sibi nil reputant fore tutum.
Invidus et tristis, cupidus, dextræque tenacis,
Non expers fraudis, timidus, luteique coloris.

———

Reste l'humeur atrabilaire,

La mélancolie autrement.

Cette humeur ordinairement

Fait les hommes pervers, sombres, prompts à mal faire,

Taciturnes, sournois, fermes dans leurs propos.

De tristes passions leur ôtent le repos.

Chagrins, jaloux, de tout avides ;

Ce qu'ils ont, ils le tiennent bien.

Soupçonneux, il ne faut qu'un rien

Pour alarmer leurs cœurs timides ;

Ils ont l'esprit rusé, trompeur ;

De ce tempérament, le jaune est la couleur.

———

Addition à l'article précédent.

Mais ces quatre humeurs dans les hommes

Se mélangent diversement ;

Et leurs combinaisons, de tous tant que nous sommes,

Décident le tempérament.

Il est bien aisé de connaître

L'humeur qui domine le plus :

L'habitude du corps la fait assez paraître ;

Mais de savoir quels peuvent être

D'un mélange infini les rapports absolus,

Quel est de chaque humeur le flux et le reflux ;

C'est le partage d'un grand maître.

Esculape ne fait ce don qu'à ses Elus.

—

Les vices des quatre humeurs.

Si c'est le sang qui pêche, ou le flegme ou la bile,

Voici pour le connaître une règle facile.

117.

SIGNES D'UN SANG TROP ABONDANT.

Cùm peccat sanguis, facies rubet, extat ocellus,
Inflantur genæ, corpus nimiùmque gravatur.
Estque frequens pulsus, plenus, mollis, dolor ingens
Imprimis frontis. Fit constipatio ventris,
Siccaque lingua siti, sunt omnia plena rubore.
Dulcor adest sputi, sunt acria dulcia quæque.

—

Si c'est le sang, l'œil sort, le visage est enflé,

Le pouls est fréquent, plein, la langue est altérée.

A grands coups de marteau le front est ébranlé,

D'un rouge vif la peau partout est colorée,

Le ventre est constipé, ce que l'on crache est doux ;

L'âcre, l'amer, n'ont plus leurs véritables goûts.

118.

SIGNES D'UNE BILE TROP ABONDANTE.

Accusant choleram dextræ dolor , aspera lingua ,
Tinnitus , vomitusque frequens, vigilantia multa ,
Multa sitis, pinguisque ejectio , torsio ventris ;
Nausea fit , morsus cordis , languescit orexis.
Pulsus adest gracilis , durus , veloxque, calescens.
Aret, amaretque os , incendia somnia fingunt.

—

Si c'est l'ardent amas d'une humeur bilieuse
    Qui dérange votre santé ,
    Vous avez des maux de côté,
    La langue aride et raboteuse ,
    D'oreilles un bruissement ;
Soif, colique , insomnie , éjection glaireuse ,
Nausée et maux de cœur, avec vomissement.
Le pouls est mince , dur , bat vite et fréquemment.
On a la bouche sèche et pleine d'amertume.
    Et cette bile qui s'allume ,
En rêve ne fait voir que feu , qu'embrasement.

119.

SIGNES D'UN FLEGME EXCESSIF.

Phlegma supergrediens proprias in sanguine leges,
Os facit insipidum , fastidia crebra, salivas ;
Costarum, stomachi , simul occipitisque dolores.
Pulsus adest rarus , tardus quoque , mollis , inanis
Præcedit fallax phantasmata somnus aquosa.

—

Si du flegme chez vous la dose est excessive,
Le palais abreuvé d'un torrent de salive,
   Des meilleurs mets est dégoûté ;
On sent maux d'estomac, de tête et de côté,
Le pouls est faible, rare, et sa marche est tardive ;
Et cette aqueuse humeur, la nuit, vous fait songer
Que vous voyez une eau prête à vous submerger.

120.

SIGNES D'UNE MÉLANCOLIE TROP ABONDANTE.

Humorum pleno dùm fæx in corpore regnat,
Nigra cutis, pulsus durus, tenuis et urina,
Sollicitudo, timor, tristitia, somnia tetra.
Acescunt ructus, sapor et sputaminis idem.
Lævaque præcipuè tinnit vel sibilat auris.

—

La peau noire, un pouls dur, une urine mal cuite,
Des grossières humeurs sont la funeste suite.
   Quand le sang en reçoit la loi,
On est triste, inquiet, agité, plein d'effroi.
En rêve, sous ses pas on voit la terre ouverte.
Tout s'aigrit dans la bouche, et par d'aigres rapports
L'estomac avertit du levain qui du corps
   A la fin causera la perte.
L'oreille gauche tinte, et ce bruit sans douleur,
Marque dans un viscère un défaut de chaleur.

121.

SUR LA SAIGNÉE.

Denus septenus vix phlebotomon petit annus.

Spiritus exit enim nimiùs per phlebotomiam,
Spiritus ex vini potu mox multiplicatur,
Humorumque cibo damnum lentè reparatur.

—

Avant la dix-septième année
Ne vous pressez jamais d'ordonner la saignée.
Elle ôte trop d'esprit. Craignez l'épuisement
Qu'elle cause à coup sûr dans un âge si tendre ;
Il est vrai que bientôt le vin peut les lui rendre ;
Mais les humeurs par l'aliment
Se réparent plus lentement.

Les saignées ne doivent point être pratiquées dans le premier âge de la vie et dans un âge fort avancé, chez ceux qui sont mal nourris, qui usent beaucoup de végétaux, qui ne boivent que de l'eau ; ceux qui se livrent habituellement à des travaux très-pénibles ou forcés, dans les pays et les temps chauds et humides ; lorsque le vent du midi règne ; dans les tempéraments bilieux ; dans le travail de la digestion ; elles sont contraires aux sujets naturellement faibles, aux personnes très-nerveuses, à celles qui sont épuisées par des mœurs déréglées.

122.

BONS EFFETS DE LA SAIGNÉE.

Lumina clarificat, sincerat phlebotomia
Mentes et cerebrum, calidas facit esse medullas.
Viscera purgabit, stomachum ventremque coercet,
Puros dat sensus, dat somnum, tædia tollit,
Auditus, vocem, vires producit et auget.

—

Une saignée à propos faite,
Rend la vue, et plus forte, et plus vive, et plus nette,
Soulage l'estomac, dégage le cerveau,
Désopile un viscère, échauffe la moelle,
Donne à l'ouie, à la voix, une force nouvelle,
Procure un doux sommeil, ôte un triste bandeau,
Et même de la Parque allonge le fuseau.

123.

SUITE.

Exhilarat tristes, iratos placat, amantes
　　Ne sint amentes phlebotomia facit.

—

La saignée adoucit le courroux, la tristesse,
　　　Et les transports dangereux
　　　Dont une fatale ivresse
　　　Agite un cœur amoureux.

124.

CE QU'IL FAUT FAIRE APRÈS LA SAIGNÉE.

Sanguine detracto sex horis est vigilandum,
　Ne somni fumus lædat sensibile corpus.

—

Après la veine ouverte, il faut, s'il est possible,
Six heures résister aux charmes du sommeil.
Ses vapeurs agissant sur le corps trop sensible,
Pourraient bien attirer un funeste réveil.

125.

SUR LE MÊME SUJET.

Sanguine non carpas purgatus protinùs escas.
Omnia de lacte vitabis , rite , minute ;
    Et vitet potum phlebotomatus homo.
Frigida vitabis , quia sunt inimica minutis.
Interdictus eritque minutis nubilus aer.
Omnibus apta quies , et motus sæpè nocivus.

—

Ne mangez point d'abord. Surtout point de laitage ;

Ne prenez point de froid. Nul excès de boisson ,

C'est après la saignée un dangereux poison.

Si vous allez à l'air , qu'il soit pur , sans nuage.

A tout homme en tel cas le repos est très-bon ;

Et le moindre travail peut faire un grand dommage.

FIN DE L'ÉCOLE DE SALERNE.

NOTES.

AIGREURS , *causes occasionnelles.* Usage des viandes salées , des corps sucrés , gras , farineux , des vinaigres, des aliments indigestes , sauces de haut goût , etc.

ANÉVRISME, *c. occ.* Exercices violents ; efforts pour soulever des fardeaux ; courses forcées ; abus des liqueurs ; passions violentes ; accès de colère ; tristesse profonde, etc.

APOPLEXIE , *c. occ.* Nourriture trop succulente ; vie trop sédentaire ou exercices violents ; ivrognerie ; excès divers ; efforts ; sommeil trop long ; passions fortes ; accès de colère ; chagrins trop vifs , etc.

BOUTONS AU VISAGE , *c. occ.* Mauvaises digestions ; aliments trop salés , épicés ; abus du vin ou des liqueurs échauffantes ; exercices violents ; passions violentes ; affections tristes de l'ame.

CALCUL , pierre , gravelle , *c. occ.* Excès dans la bonne chère , le vin ; usage des eaux terreuses , séléniteuses , calcaires ; vie trop sédentaire ; passions fortes , etc.

CARDIALGIE , ardeur d'estomac, *c. occ.* Aliments et remèdes âcres ; usage du pain chaud, etc.

CARREAU , maladie des enfants, *c. occ.* Abus du lait , de la bouillie ; nourriture trop abondante , trop grossière ; mauvais air ; malpropreté , etc.

CATARRHES, *c. occ.* Refroidissements ; rhumes négligés.

CAUCHEMAR , *c. occ.* Indigestion , surcharge d'aliments ; études ou veilles trop prolongées ; se coucher sur le dos ; affections vives de l'ame ; coucher dans une chambre trop petite sans cheminée ouverte , surtout si elle est remplie de fumée de chandelle ou de lampe.

CHOLÉRA , *c. occ.* Mauvaise nourriture , substances âcres ; vins nouveaux , acides , frelatés ; abus des fruits de nature froide, tels que melons, concombres, etc.; refroidissement subit du corps; passions vives de l'ame; forte colère; chagrins violents, etc.

COLIQUES, *c. occ.* Suppression de la transpiration; indigestion; refroidissements subits, surtout des pieds; substances âcres; fruits verts; vins nouveaux; passions violentes, colère, chagrin; vie trop sédentaire; aliments indigestes, durs, venteux, etc.

CONSTIPATION, *c. occ.* Aliments salés, épicés; abus des liqueurs, du café; études opiniâtres; rester trop longtemps au lit; passions tristes, etc.

CONVULSIONS, *c. occ.* Nourriture âcre, échauffante; liqueurs; veilles immodérées; passions vives, etc.

CONVULSIONS DES ENFANTS. *c. occ.* Toutes les causes de l'article précédent; mauvais lait; surprise, frayeur, terreur, etc.

COQUELUCHE, *c. occ.* Froid, humidité, transpiration arrêtée ou supprimée; aliments indigestes, farineux, non fermentés, etc.

CRAMPE, *c. occ.* Impression de l'eau froide; fraîcheur de la nuit, etc.

DARTRES, *c. occ.* Malpropreté; aliments insalubres, irritants; vins de mauvaise qualité, aigres, verts, acerbes; abus des liqueurs; suppression de la transpiration; travaux violents; veilles prolongées; fatigues de l'esprit; passions vives de l'ame, surtout la colère, le chagrin, etc.

DIABÉTÈS, *c. occ.* Mauvais régime; abus des substances échauffantes, des liqueurs, de la bière, excès divers: exercices forcés; travaux pénibles; ivrognerie; chagrins profonds; passions de l'ame.

DIARRHÉE, *c. occ.* Irritation des intestins par les aliments de mauvaise qualité ou mal digérés; substances âcres, acides; eau à la glace; froid des pieds; suppression de la transpiration ou des évacuations accoutumées; veilles immodérées; passions de l'ame, frayeur, tristesse, crainte, etc.

Diarrhée des enfants , *c. occ.* Excès d'aliments ; aliments trop salés, gras, de mauvaise qualité ; fruits verts ; lait trop épais ; indigestion de la nourrice ; humidité des pieds ou des draps , etc.

Dissenterie , *c. occ.* Impression subite d'un air froid, le corps étant très-échauffé ; habitations humides ; nuits très-fraîches après des jours très-chauds ; nourriture trop animale et malsaine ; aliments indigestes ; fruits verts , surtout les prunes ; boissons falsifiées ; habillements trop légers dans les temps humides et froids , etc.

Ecrouelles , *c. occ.* Mauvais régime ; aliments indigestes ; habillements trop légers pour la saison ; sommeil immodéré ; vie molle , oisive ; habitations malsaines.

Engelures , *c. occ.* Impression du froid ; suppression de la transpiration. Il est dangereux de les faire passer par des applications extérieures qui repoussent le mal vers la poitrine ou ailleurs.

Erysipèle , *c. occ.* Transpiration arrêtée ; air froid ; chaleur excessive ; insolation (coup de soleil) ; suppressions diverses ; abus des liqueurs fortes ; usage des aliments indigestes ; colère, chagrin et grandes agitations morales, etc.

Esquinancie. Angine. *c. occ.* Impression du froid sur le cou, sur la tête ; boissons froides prises lorsque le corps est échauffé ; froid aux pieds trop longtemps supporté.

Fièvres , *c. occ.* Refroidissements et digestions vicieuses ; mauvaise habitude , dans les saisons froides et humides , de ne point s'habiller chaudement de suite, en sortant du lit dans des appartements sans feu ; travaux excessifs ; aliments indigestes ; abus des liqueurs ; chagrins vifs ; suppressions diverses ; boisson froide, le corps étant échauffé, etc. ; habitations malsaines , etc.

Gastrite. Toutes les causes de l'article précédent ; vie trop sédentaire ; régime trop succulent ; transports de colère.

GLAIRES , *c. occ.* Vie oisive , trop sédentaire ; peines vives de l'ame ; excès de table ; ivrognerie ; études opiniâtres ; abus des boissons chaudes ou acides.

GRIPPE , *c. occ.* Refroidissement subit ; habits trop légers dans les saisons humides et froides ; suppression de la transpiration ; habitation des appartements froids et humides. Cette maladie accidentelle disparaît bientôt si l'on se tient chaudement dans le lit dès les premières atteintes.

HERNIE , *c. occ.* Efforts , cris , chants ; travaux pénibles.

HYDROPISIE , *c. occ.* Intempérance des boissons spiritueuses ; aliments grossiers, indigestes ; défaut d'exercice ; passions tristes , chagrins profonds et soutenus ; veilles prolongées, etc.

HYPOCONDRIE , *c. occ.* Excès habituels de boissons et d'aliments ; veilles , études forcées , lecture ou autre travail habituel d'esprit immédiatement après le repas ; abus des liqueurs , des aliments salés , épicés, âcres , échauffants ; vie oisive , molle, voluptueuse ; solitude ; passions tristes , soucis, inquiétudes , chagrins profonds et longtemps soutenus.

INDIGESTION. Digestion faible, lente, laborieuse, *c. occ.* Excès fréquents dans le manger et le boire ; habitude de manger trop vite , ce qui produit une mastication incomplète ; aliments âcres , indigestes, trop gras ou épicés , échauffants ; abus des liqueurs ; travaux excessifs , surtout ceux du cabinet ; vie indolente et sédentaire ; peines d'esprit , passions.

INSOMNIE , *c. occ.* Passions de l'ame , chagrins , douleurs violentes , digestions laborieuses.

JAUNISSE , *c. occ.* Exercices violents , surtout en été ; aliments et boissons de mauvaise qualité ; abus des spiritueux ; refroidissement subit ; passions de l'ame , colère, chagrin ; suppression des hémorrhoïdes.

MÉLANCOLIE, *c. occ.* Passions contrariées ; oisiveté ; vie molle et somptueuse ; l'ambition, l'envie, l'avarice, la haine, la tristesse, le chagrin, l'amour du jeu, la peur, la crainte, sont les causes morales de la mélancolie. Les causes physiques contre lesquelles on peut prendre des précautions sont : le changement subit de manière de vivre ; abus d'aliments indigestes, salés, épicés, des liqueurs fortes ; mauvaises mœurs ; vie oisive et trop sédentaire.

MIGRAINE. Elle est souvent causée par une digestion pénible, par la plénitude et le dérangement de l'estomac. L'*insolation* ou *coup de soleil* produit des maux de tête violents.

NÉVROPATHIE, maux de nerfs, *c. occ.* Passions de tout genre ; luxe, vie molle ; froid ou chaud extrême ; erreurs de régime ; travaux de cabinet ; défaut d'exercice en plein air, etc.

OBSTRUCTIONS, *c. occ.* Abus des liqueurs et des vins forts ; aliments indigestes, échauffants ; suppression de la transpiration ; froid ou chaud excessif ; vie trop sédentaire : défaut d'exercice ; passions tristes de l'ame.|

OPHTHALMIE, inflammation des yeux, *c. occ.* Exposition de la tête ou des yeux au soleil brûlant ou à un feu ardent ; travail des yeux long et pénible à la clarté du soleil ou de la chandelle ; impression de la fumée et de la poussière ; yeux fixés sur la neige ; veilles prolongées ; exercices violents.

PALES COULEURS, *c. occ.* Abus des saignées ; abus des aliments gras, huileux ; habitation malsaine ; vie trop sédentaire ; passions vives de l'ame, tristesse, chagrins ; affection contrariée.

PALPITATION DE CŒUR, *c. occ.* Vêtements trop serrés ; exercice violent ; le chagrin, la tristesse, les passions violentes, etc.

PARALYSIE, *c. occ.* Ivresse ; vins frelatés ; habitations

très-humides ; refroidissements légers , mais fréquents ;
abus du café , des liqueurs ; passions déréglées ; défaut
d'exercice ; affections tristes de l'ame , terreur, colère, etc.

PHTISIE , *c. occ.* Transpiration insensible supprimée
par le froid, l'humidité ; affections vives de l'ame ; chants
forcés ; vapeurs de métaux ou minéraux ; passions déréglées ; mauvaises mœurs.

PNEUMONIE , *c. occ.* Suppression de la transpiration ;
impression du froid et de l'humidité ; habitation froide et
humide ; passage subit du chaud au froid ; nuits froides
et humides ; vêtements trop légers au printemps et en
automne ; mauvaise habitude de rester longtemps en né-
gligé en sortant du lit : ce qui est très-nuisible , même en
été , pour les personnes d'un tempérament délicat.

RÈGLES (suppression des) lorsque cet état provient
de maladie, les causes occasionnelles que l'on peut prévenir, sont : vie trop sédentaire ; contrariétés violentes ;
abus des plaisirs ; usage des aliments de mauvaise qualité , indigestes ; nourriture insuffisante ; travaux pénibles
et forcés ; air froid , humide , marécageux ; abus de chau-
ferettes ; éducation trop délicate ; idées exaltées ; mauvaises habitudes ; affections morales ; passions de l'ame ;
travail des mains dans l'eau froide ; bains de pieds , froids ;
frayeurs , chagrins , colère , joie excessive , etc.

RHUMATISME , *c. occ.* Suppression de la transpiration ;
habitation humide ou nouvellement bâtie ; sommeil dans
un endroit frais , sur la terre humide , oisiveté ou exercice trop fatigant ; efforts violents.

RHUME , *c. occ.* Outre le froid , surtout aux pieds, on
occasionne cette indisposition en habitant des chambres
trop chaudes , et en usant de boissons spiritueuses : ce
qui peut produire une légère inflammation des poumons ;
habitude de boire chaud ou trop froid : comme font souvent les mangeurs de soupe trop chaude.

SCORBUT , *c. occ.* Usage des aliments grossiers , indigestes, salés, fumés, desséchés, peu nourrissants; privation des végétaux frais; boissons malsaines; habitations mal aérées; vêtements trop légers relativement à la température; malpropreté habituelle; affections de l'ame profondes, telles que le découragement, la tristesse, le chagrin, le désespoir, la peur; enfin toutes les causes qui peuvent affaiblir et abattre les facultés physiques et morales.

TEIGNE, *c. occ.* Mauvaise nourriture; malpropreté; crasse de la tête qui s'échauffe et fermente, etc.

TOUX STOMACALE, commune chez les personnes délicates qui digèrent mal. Défaut de mastication; aliments âcres, épicés, etc.

TREMBLEMENT, *c. occ.* Excès divers; abstinence trop longue; travaux forcés; passions vives de l'ame; grands travaux de l'esprit.

VARICES, *c. occ.* Vêtements ou jarretières trop serrés; vie trop sédentaire; impression vive du feu sur les jambes.

VENTS, *c. occ.* Mauvaises digestions; aliments crus, venteux; mauvaises boissons; vins frelatés; vie trop sédentaire; travaux d'esprit; passions qui portent leur impression sur les organes digestifs. Les vents retenus peuvent produire des accidents, tels que palpitation de cœur, douleur de côté, obstructions.

VERS, *c. occ.* Vie molle et sédentaire; aliments grossiers; mauvais fruits; usage fréquent du lait et du fromage; passions tristes et débilitantes. Le vin et l'exercice, en fortifiant la constitution des enfants, les préservent de la génération des vers dans les intestins.

Nous ne saurions terminer ces notes sans nous élever contre l'abus que l'on fait aujourd'hui du tabac, et surtout contre le nombre effroyable des fumeurs. L'abus du tabac à priser détruit l'odorat, affaiblit la mémoire, dispose aux maux de tête, aux étourdissements, etc.

L'usage de fumer est encore bien plus pernicieux. Il

provoque une excrétion extraordinaire de la salive qui
est une humeur infiniment précieuse pour la digestion.
Elle sert de dissolvant aux aliments, avec lesquels elle se
mêle, soit dans la bouche par l'acte de la mastication,
soit dans l'estomac où elle parvient sans cesse par la dé-
glutition. Que peut-il donc résulter de la déperdition con-
sidérable qu'en font les fumeurs? sinon des maux d'estomac, des digestions viciées, et la cohorte nombreuse
de maladies qui vont à la suite de ces dernières : fièvre lente, phthisie, etc.

Les jeunes gens d'aujourd'hui avaient-ils besoin de
joindre cette habitude funeste, aux débauches de tout
genre par lesquelles ils consument si rapidement leur vie ?

Dussions-nous prêcher dans le désert, nous signale-
rons encore un abus d'une toute autre nature ; mais non
moins funeste ; car il altère gravement la santé, et peut
abréger considérablement la vie : les exemples n'en sont
point rares. Nous voulons parler de l'abus des corsets ex-
cessivement serrés : outre le ridicule de se torturer ainsi
pour se donner un corps de *guêpe* qui excite le rire des
passants, on s'expose aux dangers d'une respiration gênée,
embarrassée et fréquente, aux palpitations de cœur, aux
anévrismes, aux digestions pénibles, aux maladies de
poitrine, etc., etc., etc.

Ce serait vivre dans une perplexité continuelle que de s'as-
treindre à des préceptes rigoureux lorsque l'on est dans l'état
de santé. L'on doit être convaincu par la lecture de ces notes
que la tempérance, la sobriété et la modération sont les
meilleurs moyens pour se mettre à l'abri d'une infinité de
maladies. L'habitude et l'étude de soi-même finissent par
établir la conduite à tenir dans la manière de vivre pour
chacun en particulier.

Mais les personnes d'une santé habituellement faible et
valétudinaire ne sauraient se dispenser d'une attention plus
sévère.

Au reste, quels que soient nos soins et nos précautions
pour éviter la douleur, nous ne devons point nous atten-
dre à les voir toujours suivis de succès : il est en nous
et hors de nous des causes de maladie contre lesquelles
la science la plus profonde ne peut rien. Heureux alors,
celui qui trouve dans ses principes religieux les consola-
tions qui lui font trouver précieuses les douleurs mêmes !
Tandis que l'homme dépourvu de foi se désespère et se
donne la mort pour abréger des douleurs passagères,
le chrétien fervent trouve du bonheur à souffrir encore
davantage ; il peut s'écrier avec Montesquieu : « Chose
admirable ! la religion chrétienne qui ne semble avoir
d'objet que la félicité de l'autre vie, fait encore notre
bonheur en celle-ci. (*Esprit des lois*, liv. XXIV.) »

L'on a dû remarquer encore, dans les notes qui pré-
cèdent, combien les passions influent sur un grand nombre de maladies ; notre intention ne serait point com-
plètement remplie si nous ne rappelions au lecteur ce
que l'on oublie trop souvent : c'est que la religion catholique seule nous offre les moyens de combattre effi-
cacement nos penchants déréglés. Jésus-Christ, en nous
ordonnant ce combat sous peine d'un malheur éternel,
a dû nous donner les moyens de succès pour cette guerre
incessante ; et il l'a fait, en établissant une seule véritable
Eglise, dépositaire des sacrements dans lesquels nous
pouvons puiser toutes les forces dont nous avons besoin.

Oui, dans l'Eglise romaine seule est la voie, la vérité
et la vie. Byron lui-même, ce poète célèbre, qui, malgré
ses erreurs et ses défauts, était tourmenté d'une soif ardente de vérité et de vertu, fit preuve de la confiance et
du respect auxquels ils se sentait forcé pour la doctrine
catholique. Il voulut que sa fille unique fut élevée dans
cette doctrine, parce que dans aucune Eglise il ne lui
apparaissait une aussi grande lumière de vérité que dans
l'Eglise catholique.

Thomas Moore son ami, et grand poète aussi, après des années d'étude et d'hésitation sur le choix d'une religion, s'écrie : « Salut, ô Eglise unique et infaillible, toi qui es la seule voie de la vie, et dont les tabernacles seuls ne connaissent point la confusion des langues ! que mon ame repose à l'ombre de tes saints mystères ; loin de moi et l'impiété qui en outrage l'extrême profondeur, et la foi imprudente qui voudrait en pénétrer le secret. A l'une et à l'autre, je réponds par la parole de saint Augustin : Raisonne, moi j'admire; dispute, moi je croirai ; je vois la hauteur, quoique je n'aperçoive point toute la profondeur. (*Voyage d'un Irlandais à la recherche d'une Religion.*) »

FRAGMENTS SUR LA DOULEUR

EXTRAITS

DES ŒUVRES DE Mr B. S^t–B.

La douleur produit en nous l'humilité... L'homme d'orgueil, le superbe atteint par la douleur, n'est plus le même homme; il devient bon, reconnaissant, aimant... L'homme altier s'est soumis, l'homme dur s'est attendri en prenant le breuvage de la douleur.

La douleur est un bien, non en soi, mais à cause du bien qu'elle produit.... Elle sanctifie à un point qu'il n'est pas donné à celui qui souffre de le savoir.... La douleur agrandit l'ame, elle va toucher aux sources de la sainteté... Ne redoutez pas les ravages de la douleur, quelquefois elle vide entièrement l'ame;... mais, lorsqu'elle a passé, Dieu s'y précipite tout-à-coup pour la remplir.... Les joies du ciel ne sauraient descendre avec leur suavité dans toute l'ame humaine, si l'amertume de la douleur ne l'a préparée.

Cette vie est courte, courte, très-courte..., plus courts encore sont les événements qui la remplissent, on ne le sent bien qu'au terme. Alors, on ne regrette plus les palmes qu'on a cueillies dans le buisson ardent : un rayon d'amour luit, et nous ressentons un regret mortel de n'avoir pas à donner à Dieu une seconde vie mille fois plus remplie de douleurs ! Les élus cèderaient le bonheur du ciel pour souffrir encore pour Dieu....

Si l'on écoutait les hommes, il faudrait renoncer à la douleur.... mais l'ame aurait perdu son temps, et quels regrets dans l'infini ! L'homme ici-bas ne peut être consulté. Dieu plus prévoyant pourvoit continuellement à la peine pour que l'ame un jour n'ait point de reproches à se faire !

La douleur nourrit l'ame, elle lui assure un pain plus fortifiant dans la vie que le pain de l'amour.

La vie chrétienne n'est pas une vie de privation continuelle, c'est la privation seulement des biens temporels ... La vie du chrétien c'est le bien-être moral , comme la vie de l'égoïste , c'est le bien-être physique.....

Les riches du monde sont pauvres précisément par où les saints sont riches.... Les hommes qui ont vécu à l'abri de la douleur , ont ordinairement peu de valeur parmi leurs semblables.

La vie n'est parvenue à défricher en eux que la surface de l'ame ; leurs affections et leurs sentiments n'ont pu prendre de profondeur. Ils montrent encore cette affabilité banale, qui s'efface aussi vite qu'elle naît ; mais ils ne connaissent point cette large sympathie qui absorbe la douleur dans ceux qui en sont surchargés....

La douleur atteint peu l'artisan qui se fatigue du matin au soir.

Le riche condamné à l'oisiveté , sent à tout instant sa santé dérangée et son esprit inquiet.

Les grands hommes n'ont connu qu'une chose, la douleur !

Les grands esprits de l'antiquité ont estimé la douleur.

Il n'y a pas moins de grandeur à souffrir de grands maux, dit Tite-Live, qu'à faire de grandes choses.

C'est un grand malheur, disait Cicéron, que de n'avoir pas éprouvé de peines.

Le bonheur fait des monstres et l'adversité fait des hommes, dit le proverbe.

La prière faite dans la douleur est plus agréable à Dieu.

La douleur produit des saints..., des héros..., des hommes de génie..., elle forme des familles remarquables..., elle est la source de toute profondeur dans le caractère et dans l'esprit...

Il n'y a que la douleur pour chasser la légèreté, éteindre l'indifférence, donner son prix à la sagesse et à tout ce qui vient du cœur. Ne confiez jamais que peu de choses aux personnes qui n'ont pas souffert ici-bas ; le plus tendre de vos amis est celui qui a le plus souffert.

Ces hommes dont le caractère est à la fois si ferme, et l'esprit si doux, ces hommes sur lesquels se repose le cœur, et que chacun désire consulter, ne se rencontrent que parmi ceux qui ont traversé les grandes difficultés de la vie, qui ont été plus ou moins à l'école de la douleur. Vous qui avez souffert, vous ne savez pas combien vous êtes devenus précieux ; vous ne savez pas quelle lumière sort de vos yeux, et quel miel coule de vos lèvres !

Vous qui souffrez....., songez que la douleur est l'instrument divin qui prépare notre ame à la vie infinie... La douleur assure vos droits à l'immortalité.

Soyez pleins de confiance en la douleur..., vous qui souffrez, soyez tranquilles ; si votre conscience est en paix, vous travaillez pour ceux de vos pères ou de vos frères, dont la patience n'aurait point su expier comme la vôtre. Vous voulez bien aussi savoir ce qu'est la reconnaissance dans les cieux !

TABLE.

.FIN DE LA TABLE.

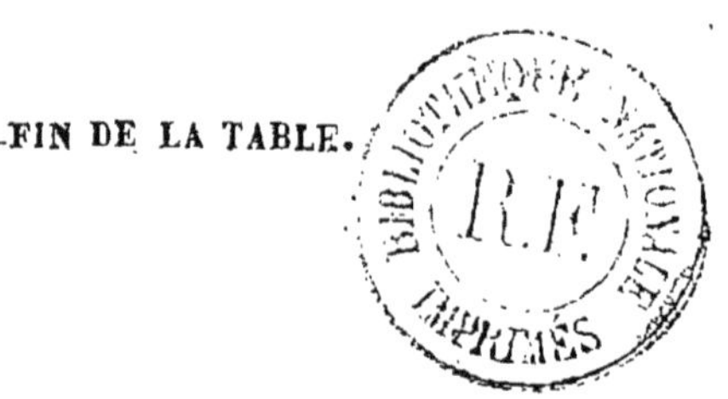

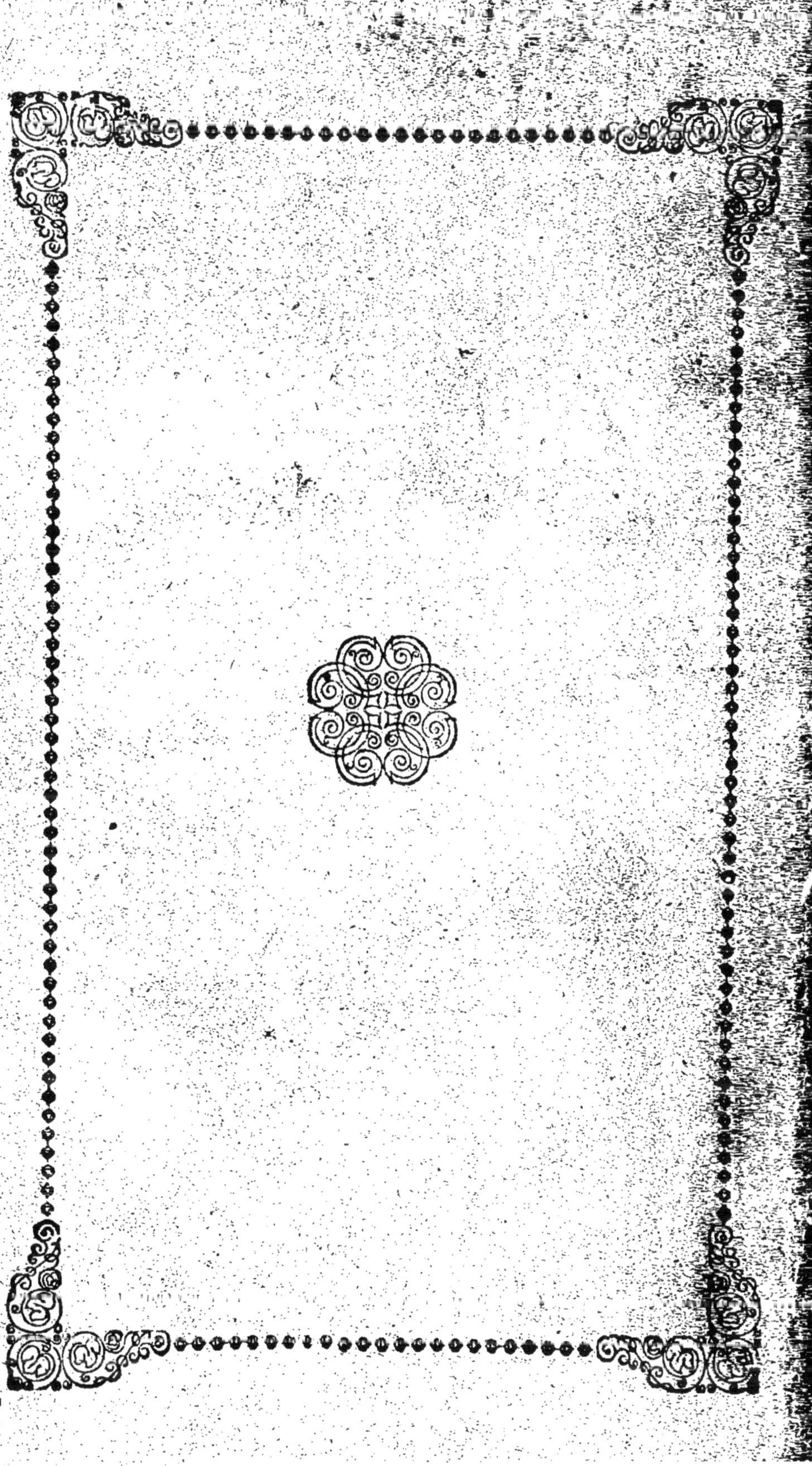